Zinn / Davies
Hemiplegie-Merkblatt

Bücher aus verwandten Sachgebieten

van Keeken/Kaemingk (Hrsg.)
Neurorehabilitation von Schlaganfallpatienten
2001. ISBN 3-456-83350-4

Mace/Rabins
**Der 36-Stunden-Tag. Die Pflege des verwirrten
älteren Menschen, speziell des Alzheimer-Kranken**
5. A. 2001. ISBN 3-456-83486-1

Carolusson
**«Da drin ist noch jemand!» Tobias' Leben
nach schwerem Schädel-Hirn-Trauma**
2003. ISBN 3-456-83960-X

Herschkowitz
**Das vernetzte Gehirn. Seine lebenslange
Entwicklung**
2. A. 2002. ISBN 3-456-83884-0

Klauer
Denksport für Ältere
2002. ISBN 3-456-83896-4

Hess/Steck (Hrsg.)
Neurologie-Kompendium
2002. ISBN 3-456-83019-X

Rolak/Wiendl
Fragen und Antworten zur Neurologie
2001. ISBN 3-456-83398-9

Weitere Informationen über unsere Neuerscheinungen finden
Sie im Internet unter: **http://verlag.hanshuber.com**.

Wilhelm M. Zinn
Patricia M. Davies

Hemiplegie-Merkblatt

Anleitung zum Erreichen weitgehender Selbständigkeit für Menschen mit Halbseitenlähmung

10., vollständig überarbeitete Auflage

Verlag Hans Huber
Bern · Göttingen · Toronto · Seattle

Lektorat: Dr. Klaus Reinhardt
Illustrationen: Daniel Oberli
Herstellung: Daniel Berger
Druckvorstufe: Sbicca & Raach sagl, Lugano
Druck und buchbinderische Verarbeitung:
AZ Druck und Datentechnik GmbH, Kempten
Printed in Germany

Bibliographische Information der Deutschen Bibliothek
Die Deutsche Bibliothek verzeichnet diese Publikation in der Deutschen
Nationalbibliographie; detaillierte bibliographische Daten sind im Internet
über http://dnb.ddb.de abrufbar.

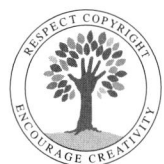

Anregungen und Zuschriften an:
Verlag Hans Huber
Lektorat Medizin
Länggass-Strasse 76
CH-3000 Bern 9
Tel: 0041 (0)31 300 45 00
Fax: 0041 (0)31 300 45 93
E-Mail: verlag@hanshuber.com
Internet: http://verlag.hanshuber.com

10. Auflage 2003
© 2003 by Verlag Hans Huber, Bern
ISBN 3-456-83967-7

Inhalt

1 Einleitung

Die Halbseitenlähmung

Das gesunde Gehirn bremst und steuert die Muskulatur des Menschen; ohne diese Kontrolle würden die Muskeln ungeordnet auf Berührung, Dehnung und andere Reize reagieren und sich verkrampfen. Fällt also diese zentrale Steuerung durch einen Hirnschaden aus, so entsteht eine Art Krampflähmung (der Arzt spricht von **spastischer Lähmung**). Diese unterscheidet sich grundlegend von der schlaffen Lähmung, wie sie z. B. bei der Kinderlähmung oder nach Durchtrennung peripherer Nerven auftritt. Da jeweils eine Gehirnhälfte die Muskulatur der gegenüberliegenden Körperseite bremst und steuert, kommt es durch einen Hirnschaden zur spastischen Lähmung der gegenüberliegenden Körperseite (Halbseitenlähmung = **Hemiparese** oder **Hemiplegie**).

Die eigentliche Lähmung besteht in einem Ausfall des normalen Haltungsreflexmechanismus, den wir alle in den ersten Lebensjahren entwickeln und der uns eine voll automatisierte Anpassung an die physikalischen Gegebenheiten der Schwerkraft ermöglicht, und in einem Verlust der gezielten Bewegungsfähigkeit, verbunden mit Verspannung der Gliedmaßen der betroffenen Körperhälfte. Die Spastizität (ungebremste Muskelaktivität) zieht Kopf, Rumpf und Glieder der betroffenen

9

Seite in ungewünschte, unfunktionelle Stellungen, die ein stereotypes Haltungs- und Bewegungsbild bewirken. Spastizität ist Aktivität der Muskulatur ohne die hemmende Wirkung der zentralen Steuerung.

Dieser Zustand entwickelt sich im Laufe von Stunden, Tagen oder Wochen und ist am häufigsten verursacht durch:

- ungenügende Durchblutung des Gehirns infolge verengter Gefäße
- Thrombose, d. h. Unterbrechung der Blutzirkulation, wodurch Hirnzellen, Nervenbahnen und Schaltstellen absterben und durch Narbengewebe ersetzt werden
- Hirnblutung mit Schädigung der Hirnzellen.

Weniger häufig führen Hirngeschwülste und Hirnverletzungen zu ähnlichen Funktionsausfällen.

Der Zustand des Patienten ist zu Beginn der Erkrankung am schlechtesten und verbessert sich normalerweise langsam. Er kann durch eine **korrekte Frühbehandlung** positiv beeinflusst werden. Durch richtigen Umgang mit dem Patienten vom Auftreten der ersten Krankheitzeichen an können die Entwicklung der Spastizität und der Verlust der Beweglichkeit und ihre Folgen auf ein Mindestmaß reduziert werden.

Zusätzliche Behinderungen

Der Hirnschaden wirkt sich aber nicht nur in einer Behinderung der Beweglichkeit aus; auch die Beziehung zur Umwelt und zum eigenen Körper ist durch Verlust des Fühlens und Spürens stark beeinträchtigt. Darüber hinaus treten oft noch Seh- und Gleichgewichts-, Denk-

und Sprachstörungen auf. Deshalb ist das Verhalten dieser Patienten oft verändert.

Manche Patienten stoßen sich in jeder Position zur hemiplegischen Seite hin und setzen jedem Versuch, diese Haltung zu korrigieren und das Körpergewicht wieder zur Mittellinie hin zu verlagern, Widerstand entgegen (**Pusher-Syndrom**). Sinngemäße Physiotherapie kann diese Funktionsstörung relativ rasch beheben.

Sehstörungen bestehen gewöhnlich in einem vollständigen oder teilweisen Ausfall des Gesichtsfeldes auf der dem Hirnschaden gegenüberliegenden Seite (Hemianopsie). Zwar funktionieren beide Augen normal, aber das Gehirn kann die Wahrnehmungen von der einen Seite des Raumes nicht mehr verarbeiten. Dadurch hat der Patient zumindest anfangs Mühe, sich im Raum zu orientieren. Auch geringe Gesichtsfeldeinschränkungen können sich gefährlich auswirken, wenn sich der Patient ungewarnt wieder selbständig im Straßenverkehr bewegt.

Um diese und eventuelle andere Sehstörungen exakt zu analysieren und soweit wie möglich optimal zu korrigieren, sollte jeder Patient frühzeitig nach dem Schlaganfall von einem Augenarzt gründlich untersucht und beraten werden. Betreuende Angehörige, Physio- oder Ergotherapeuten, die den Patient bereits gut kennen, sollten ihn unbedingt zu dieser Untersuchung begleiten, damit die Sehprobleme optimal erkannt und behandelt werden. Es bedeutet eine Erleichterung für den Patienten, wenn er anfangs im Straßenverkehr von einer Hilfsperson beobachtet bzw. geführt wird. Er lernt meist rasch, Ausfälle im Gesichtsfeld zu kompensieren, sich räumlich wieder zu orientieren und am Alltagsleben außer Hause teilzunehmen.

Bei einem Patienten mit Hemiplegie, der eine rechts-
seitige Lähmung hat, besteht zusätzlich oft eine
Sprachstörung (weil die linke Hirnhälfte für die
Sprachfunktion zuständig ist). Eine Art dieser Fehlfunk-
tion wird **Aphasie** genannt. Dabei sind die folgenden
Fähigkeiten mehr oder weniger beeinträchtigt:

- gesprochene Sprache verstehen
- sich in Worten und Sätzen mitteilen
- lesen
- schreiben.

Der Erwachsene mit einer Aphasie ist in der Regel im
Vollbesitz seiner geistigen Kräfte. Nur weil er die Sprache
nicht richtig versteht und sich in ihr nicht ausdrücken kann,
wird er unsicher, verängstigt und wirkt oft depressiv. Die
Sprachstörung trifft ihn wie ein Schock und reißt ihn aus
seiner sprechenden Umwelt.

Nicht selten haben Patienten mit Hemiplegie Schwierigkeiten, deutlich, rhythmisch und mit normalem Tonfall
zu sprechen. Dies wird als **Dysarthrie** bezeichnet und
durch Störungen der Bewegungen und des Gefühls im
Zungen-Mund-Halsbereich verursacht. Diese Patienten
können also verstehen, was gesagt wird, sie können
normal lesen und schreiben und auch klar denken, was
sie sagen möchten. Das Gesprochene ist jedoch oft
schwer zu verstehen.

Patienten mit irgendeiner Art von Sprachproblemen
müssen vom Arzt zur Untersuchung und Beratung an
einen Sprachtherapeuten/Logopäden überwiesen
werden. Patient und Angehörige müssen wissen, dass
die Zeit der Erholung sehr lang sein kann und dass viel
Geduld und Ausdauer von beiden Seiten erforderlich
sind. Für Alltagshilfen bei Aphasie siehe Kapitel 14.

Hinweise zur Benutzung des Hemiplegie-Merkblatts

Das vorliegende Büchlein ist eine Anleitung für die Angehörigen und das Pflegepersonal eines Patienten mit Halbseitenlähmung. **Für alle Abbildungen wurde eine rechtsseitige Lähmung angenommen**. Die gelähmte Körperhälfte ist rot schraffiert. Sinngemäß gelten die gleichen Hinweise natürlich auch für linksseitige Lähmungen. Nur der Einfachheit halber ist immer von einem männlichen Patienten und einer weiblichen Hilfsperson die Rede.

Von Anbeginn muss der Patient unterstützt und ermutigt werden, beim Essen und Ankleiden, bei der Körperpflege und der Toilettenbenützung **so viel wie möglich selbst zu tun**. Die Hilfsperson sollte mit ihm die Aktivitäten ausführen, die er noch nicht völlig selbständig erledigen kann, einschließlich sorgfältiger Hand- und Nagelpflege. Hilfe muss so angepasst sein, dass der Patient aktiv mitmachen kann. Er darf nicht nur passiv gepflegt werden. Die Hilfe soll vermeiden, dass der Patient durch Misserfolg frustriert wird oder vor Anstrengung in spastische Bewegungsmuster fällt. Alle Hilfeleistungen werden **von der gelähmten Seite her** ausgeführt.

Diese Anleitungen können weder die Betreuung durch den Arzt noch die von ihm verordnete Physiotherapie, Ergotherapie oder Sprachtherapie usw. ersetzen. Bei ihrer praktischen Anwendung sollten in jedem Fall erfahrene Physio- und/oder Ergotherapeuten für die Behandlung des Patienten und für die Instruktion seiner Angehörigen und anderer Pflegepersonen zur Verfügung stehen.

2 Allgemeine pflegerische Aufgaben

Hautschutz

Patienten mit Halbseitenlähmung verlieren oft auf der gelähmten Seite die Empfindung für Berührung, Schmerz, Temperatur und Lage ihres Körpers im Raum. Aufgrund einer Wahrnehmungsstörung können die Patienten dies oft nicht mehr richtig oder zuverlässig einschätzen. Der Fuß ist in dieser Hinsicht besonders exponiert. Die Anwendung von Wärmflaschen oder Heizkissen kann leicht zu **Verbrennungen** führen und ist daher streng verboten. Auch die Temperatur von Wasch- oder Badewasser soll vom Patienten vor Gebrauch mit der gesunden Hand geprüft werden.

Ältere Hemiplegiker leiden oft an Zirkulationsstörungen im Bereich der unteren Extremitäten. Dadurch sind die Haut und die darunter liegenden Gewebe weniger widerstandsfähig gegen Druck, alle Wunden heilen schlechter, und die Infektionsgefahr ist erhöht. **Druckstellen** auf der Außenseite der Ferse und des Fußknöchels können durch Anpassung von Bettschuhen aus Lammfell, vor allem aber durch regelmäßiges Umdrehen und korrekte Lagerung des Patienten auf die Seite vermieden werden.

Die **Fuß- und Nagelpflege** muss mit Sorgfalt und Schonung durchgeführt werden. Nägel dürfen nur gerade geschnitten, das Nagelbett auf keinen Fall verletzt, eine Hornhaut nur in den oberflächlichsten Schichten abgetragen werden. Sicherheitshalber ist der Arzt über die Zirkulationsverhältnisse an den Füßen zu befragen.

Die Lagerung im Bett sollte zur Verbesserung der Zirkulation, zur Verhütung von Druckgeschwüren und Kontrakturen sowie zur Verminderung der Spastik häufig gewechselt werden (vgl. Kap. 4). Nach wenigen Tagen kann der Patient am Tag öfters, aber nicht zu lange, aufgesetzt werden (vgl. Kap. 6). Wichtig ist, dass der Patient, sobald er aufsitzt, seine eigene Tageskleidung trägt, in seiner gesamten Erscheinung zu seinen Gewohnheiten zurückkehrt und sich wohl fühlt.

Mundhygiene

Obwohl der Patient mit Hemiplegie eine Hand gebrauchen kann, vernachlässigt er oftmals die gelähmte Seite seines Mundes, weil er sie weniger spürt. Wenn er seine Zunge schlecht bewegen kann, reinigt er seine Mundhöhle und Zähne nicht automatisch, so dass Speisereste hängen bleiben. Deshalb muss die Hilfsperson nach jeder Mahlzeit die Mundhöhle und Zähne des Patienten mit einer Zahnbürste oder sogar mit nasser Gaze sorgfältig säubern, und zwar so lange, bis er Patient dies selbständig ausführen kann. Falls der Patient eine Zahnprothese trägt, muss diese von Anbeginn getragen und ebenfalls sorgfältig gereinigt werden.
Oftmals sitzt die Prothese nicht mehr gut genug und stört beim Essen und Sprechen. Dann kann ein zuverlässiges Fixativ gebraucht werden, bis der Patient für eine entsprechende Korrektur zum Zahnarzt gehen kann.

Ernährung

Übergewicht kann eine zusätzliche Behinderung auf dem Weg zur Selbständigkeit und zum Gehenlernen sein. Deshalb sollte eine sorgfältig zubereitete **fett- und kohlenhydratarme Kost** angeboten werden. Für die Stimulation der Kau- und Schluckbewegungen sollte die Nahrung verschiedene Konsistenzen haben (nicht nur Püree). Der Patient sollte ermutigt werden, auch auf der betroffenen Seite zu kauen und nicht nur einseitig, wie er es gewöhnlich vorziehen würde. Bisherige Vorlieben für besondere Gerichte sind speziell zu berücksichtigen, aber Süßigkeiten sollten rationiert werden, weil sie sehr schnell zu Gewichtszunahme führen, wenn er sich noch nicht viel bewegen kann.

Darmentleerungsstörungen

Fast alle Patienten leiden an Verstopfung, vor allem in den frühen Stadien der Erkrankung; aber dieses für den Patienten quälende Problem kann, wenn keine entsprechenden Schritte unternommen werden, durchaus noch in späteren Phasen anhalten. Der Patient bewegt sich nicht soviel wie vorher aufgrund seiner Lähmung, er hat Schwierigkeiten beim Essen von festen Speisen, und weil er vielleicht nicht gut schlucken kann, nimmt er nicht ausreichend Ballaststoffe und zu wenig Flüssigkeit zu sich. Seine übliche Routine ist durch den neuen Tagesablauf verändert und vor allem wird er, wenn er noch nicht selbständig ist, durch die Gegenwart einer Hilfsperson psychisch gehemmt.

In vielen Fällen lässt sich die Störung der Darmentleerung mit relativ einfachen Maßnahmen beheben. Dazu gehört das Einhalten eines Flüssigkeitskonsums von etwa 1,5

Litern pro Tag, wobei häufiger am Tag jeweils nur kleinere Portionen getrunken werden, und eine ballaststoffreiche Diät ggf. unter Zufügung von Weizenkleie.

Verstopfung lässt sich leicht überwinden und eine regelmäßige Darmentleerung wiederherstellen durch geeignet dosierte nichtchemische Abführmittel. Ein pflanzliches Abführmittel wird dem Patienten am Abend gegeben, und nach dem Frühstuck wird er zur Toilette oder auf einem Toilettenstuhl gebracht; denn es ist äußerst schwierig, den Darm im Bett zu entleeren. Der Patient wird ermuntert, tief zu atmen und sacht zu drücken. Sollte er keinen weichgeformten Stuhl abgeben können, bekommt er ein Zäpfchen, damit sich der Darm entleert. In diesem Fall sollte die abendliche Dosis des Abführmittels entsprechend erhöht werden.

Es ist für den Patienten eine große Erleichterung, wenn das Problem gelöst wird, weil Verstopfung für ihn sonst quälend ist und ihn auch in andere Hinsicht belastet. Er kann sich nur schwer auf seine Aufgabe und Therapie konzentrieren und wird depressiv, weil er geringere Fortschritte macht. Oft kommt es zu scheinbarem Durchfall, weil er den Darm nicht vollständig entleeren kann, und der Druck des vollen Darms ist unangenehm, kann das Wasserlassen stören und verhindert eine tiefe Atmung. Zusätzlich wird durch die unangenehme Verstopfung und erfolglose Versuche, den Darm zu entleeren, die Spastizität im ganzen Körper verstärkt.

Inkontinenz

Vor allem in der Frühphase der Erkrankung haben manche Patienten Schwierigkeiten, ihren Urin zu kontrollieren. Normalerweise löst sich das Problem, wenn der Patient mobiler ist und sich wieder selbst helfen kann, sodass nach drei Monaten selten noch Schwierigkeiten bestehen. Eine Störung der Blasenentleerung ist bei Patienten mit einseitiger Hirnschädigung nicht zu erwarten, da die Integrität des Rückenmarks und einer Gehirnhälfte für eine normale Steuerung der Blasenentleerung ausreicht. Da viele Patienten mit Hemiparese schon älter sind, hatten sie vielleicht schon vor dem Schlaganfall Schwierigkeiten mit dem Wasserlassen, aber sie haben es geschafft kontinent zu sein, weil sie sorgfältig und vorausschauend planen und sich in ihrer vertrauten Umgebung frei und selbständig bewegen konnten.

Durch die verlorene Mobilität und mögliche Wahrnehmungsstörungen nach dem Schlaganfall sind die Patienten nicht mehr in der Lage, die Entleerung angemessen zu hemmen oder die notwendigen Schritte zeitlich zu planen und auszuführen. Können sie wieder gehen und sich selbständig anziehen, gewinnen sie normalerweise die Kontinenz zurück, indem sie ihre vorherige Routine einsetzen.

Solange der Patient noch nicht allein zurecht kommt, braucht er regelmäßige Hilfe, um den recht komplizierten Vorgang zu bewältigen und um ihm die beschämende Situation der Inkontinenz zu ersparen.

Sollten Probleme mit der Blasenentleerung andauern, obwohl der Patient seine Selbständigkeit wiedergewonnen hat, so ist der Arzt zuzuziehen. Spezifische Probleme

wie eine Harnwegsinfektion oder fortbestehende Prostata-
schwierigkeiten müssen entsprechend behandelt werden.

Sollte der Patient aus irgendwelchem Grund noch einen
Dauerkatheter benötigen, ist ein spezieller Urinbeutel so
an seinem Bein zu befestigen, dass er von der Hose verdeckt wird. Mit einer solch einfachen Maßnahme ist der
peinliche Beutel nicht stets sichtbar, Würde und Selbst-
achtung des Patienten sichergestellt, und die Gefahr,
dass bei einem Transfer oder bei anderen alltäglichen
Verrichtungen der Katheter herausgezogen wird, kann
vermieden werden.

Für zahllose Patienten und ihre Angehörigen stehen
Schwierigkeiten mit der Blase und mit dem Darm sehr
in Vordergrund und beeinträchtigen das gemeinsame
Leben außerordentlich. Es ist deshalb so wichtig für alle
zu verstehen, warum es Probleme gibt, wie sie besser
damit umgehen können und wie die Schwierigkeiten
zu überwinden sind.

3 Gestaltung des Raumes

Nach dem Schlaganfall haben die meisten Patienten Schwierigkeiten, ihren Kopf zur gelähmten Seite zu drehen. Sie nehmen die gelähmte Seite mehr oder weniger nicht wahr und haben eine Tendenz, Raum, Personen und Gegenstände auf dieser Seite zu ignorieren (**Neglect**).

Deshalb ist es sehr wichtig, dass der Patient immer wieder stimuliert wird, seinen Kopf häufig und locker zu bewegen, in Rückenlage zur gelähmten Seite zu drehen und Augenkontakt mit Gegenständen und Personen aufzunehmen. Wenn der Patient mit einer Hemiplegie fähig ist, seinen Kopf frei zu bewegen, dann ist es ihm auch später leichter möglich, sich auszubalancieren, beim Gehen nicht gegen Möbel zu stoßen und seinen Körper als eine Einheit zu empfinden.

Durch die Gestaltung des Zimmers, sei es in der Klinik oder zu Hause, kann dieses Problem vermindert werden (**Abb. 3-1**; zur Patientenlagerung vgl. Kap. 4). Alle Gegenstände seines Interesses, z. B. der Fernsehapparat, sollten auf der gelähmten Seite stehen, ganz gleich, ob der Patient im Bett oder im Stuhl sitzt. Besucher sitzen auf der gelähmten Seite des Patienten, so dass er seinen Kopf zu ihnen wendet und sie beim Zuhören ansieht. Auch alle Hilfeleistungen werden von der gelähmten Seite her ausgeführt.

Der Nachttisch steht auf der gelähmten Seite des Patienten, damit er mit der gesunden Hand über seine Körpermittellinie reichen muss, um z. B. ein Glas Wasser oder ein Taschentuch zu holen.

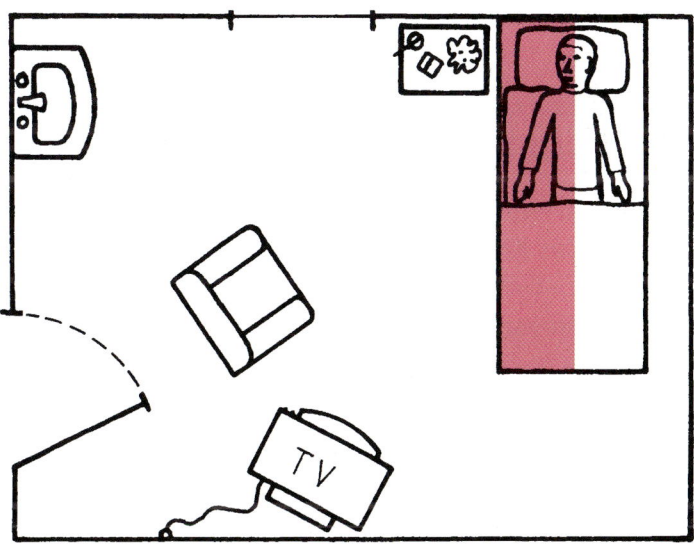

Abbildung 3-1

4 Lagern

Die Lagerung des Patienten kann seine Beweglichkeit fördern und die Spastizität vermindern. Sie muss **mindestens alle zwei bis drei Stunden gewechselt** werden. Der Patient kann an alle Stellungen langsam gewöhnt werden.

Die beste Lagerung des Patienten ist die auf seiner gelähmten Seite, weil so das Gefühl für diese Seite verbessert wird. Der Patient sollte soviel wie möglich auf der Seite liegen, denn in Rückenlage erhöhen sich Spastizität und die Gefahr von Druckgeschwüren. Die Größe und Dicke der Kissen ist selbstverständlich den individuellen Bedürfnissen und Körpermaßen des Patienten anzupassen, aber die Kissen sollten nicht zu weich sein.

Liegen auf der betroffenen Seite

- Das Bett ist flach gestellt.
- Ein großes Kissen unterstützt den Kopf, so dass er gerade und etwas höher als der Brustkorb liegt.
- Die gelähmte Schulter und das Schulterblatt werden sanft nach vorne gebracht, damit die Schulter nicht schmerzt oder verletzt wird; der Ellbogen ist gestreckt, und die Handfläche weist nach oben.
- Das gelähmte Bein ist im Hüftgelenk gestreckt und im Kniegelenk leicht gebeugt.
- Das gesunde Bein liegt gebeugt auf einem großen Kissen vor dem betroffenen Bein (**Abb. 4-1**).

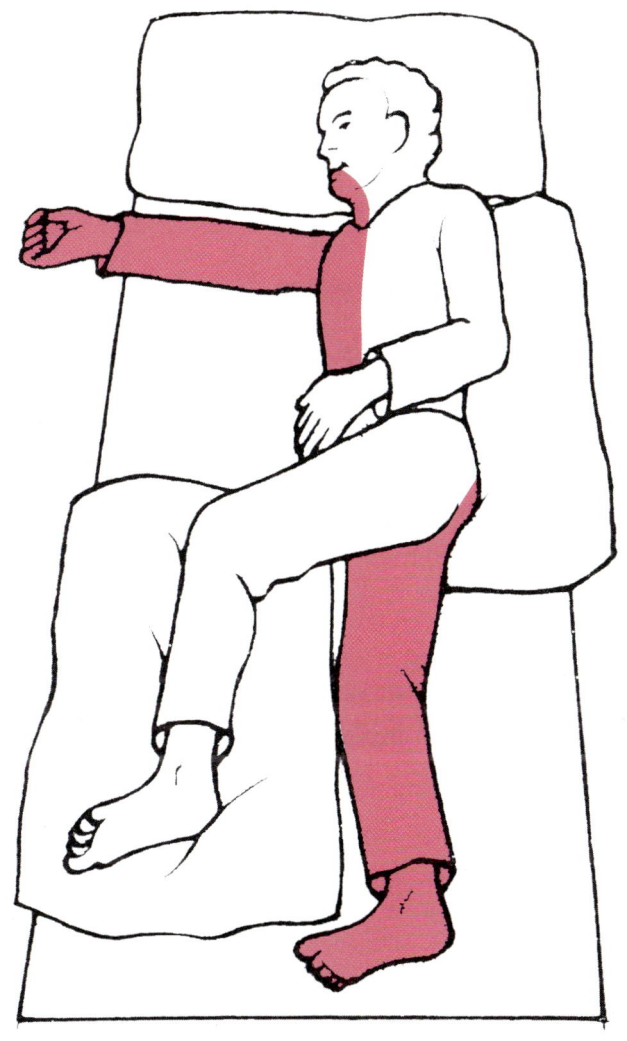

Abbildung 4-1

Liegen auf der gesunden Seite

- Der Kopf liegt gerade auf einem nicht zu weichen Kissen, der gesunde Arm angewinkelt vor dem Patienten auf der Unterlage (auf dem Bild verdeckt).
- Der Körper ist ganz auf die Seite gerollt.
- Der Arm der gelähmten Seite liegt, vom Schulterblatt aus nach vorn gestreckt, völlig unterstützt auf einem dicken Kissen.
- Hand und Finger sind offen.
- Das obere Bein ist nach vorn auf ein dickes Kissen und in Hüft- und Kniegelenk leicht (weniger als 90°) gebeugt gelagert (**Abb. 4-2**).

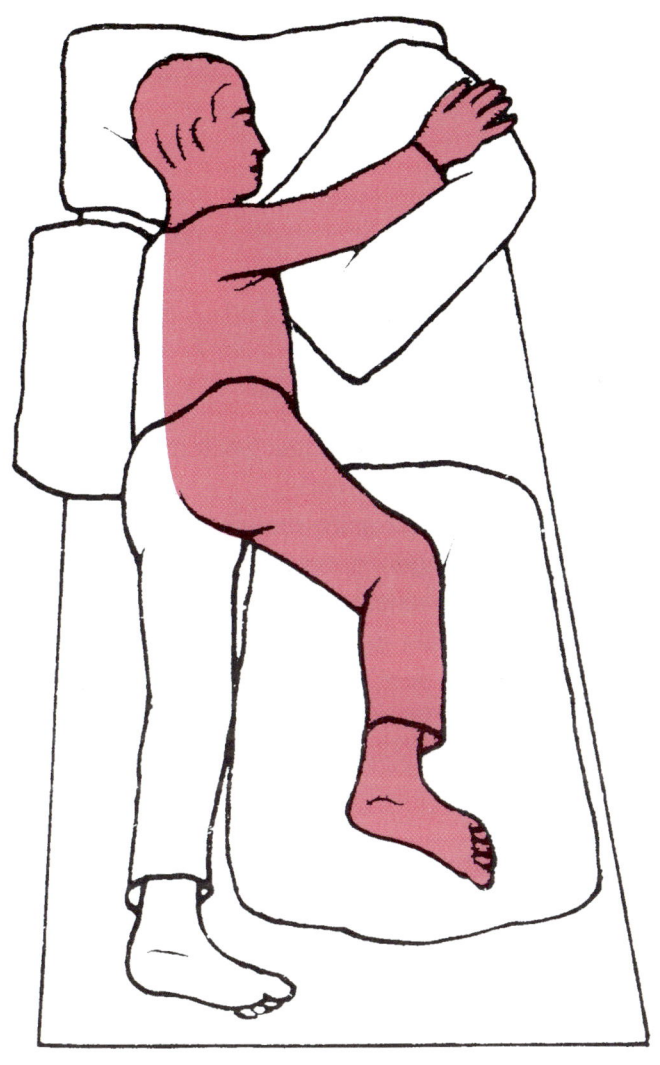

Abbildung 4-2

Liegen auf dem Rücken

- Der Kopf schaut zur gelähmten Seite und ist in leichter Beugung unterstützt.
- Arm und Schulter der gelähmten Seite liegen mit gestrecktem Ellbogen, geöffneter Hand und geöffneten Fingern auf einem Kissen (**Abb. 4-3**).
- Die Gesäßhälfte der gelähmten Seite liegt auf einem Kissen, damit sie vorn bleibt.

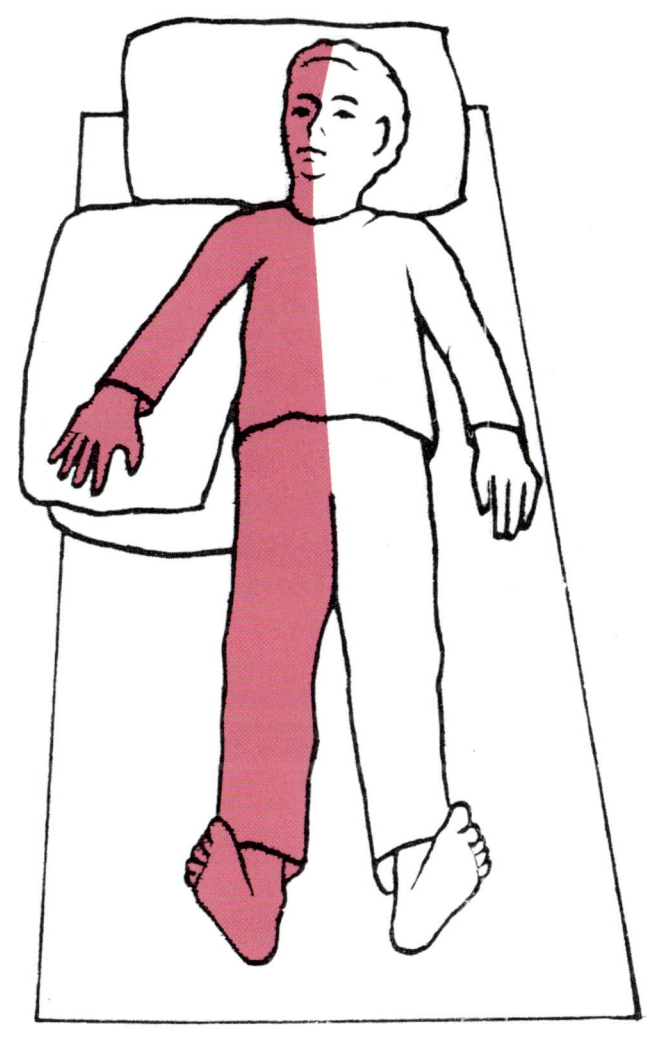

Abbildung 4-3

5 Bewegen im Bett

Gesäß anheben

Jeder ärztliche, pflegerische und therapeutische Dienst kommt zum Patienten über die betroffene Seite. Diese Aktivität, bei der der Patient sein Gesäß mit gebeugt angestellten Beinen hochhebt, hilft ihm auch, sich von einer Seite des Bettes zur anderen zu bewegen, z. B. um das Bett frisch zu beziehen, beim Bewegen zur Bettkante als Vorbereitung zum Drehen und zum Aufstehen und auch später beim Gehen, um das betroffene Bein richtig zu belasten (**Abb. 5-1**).

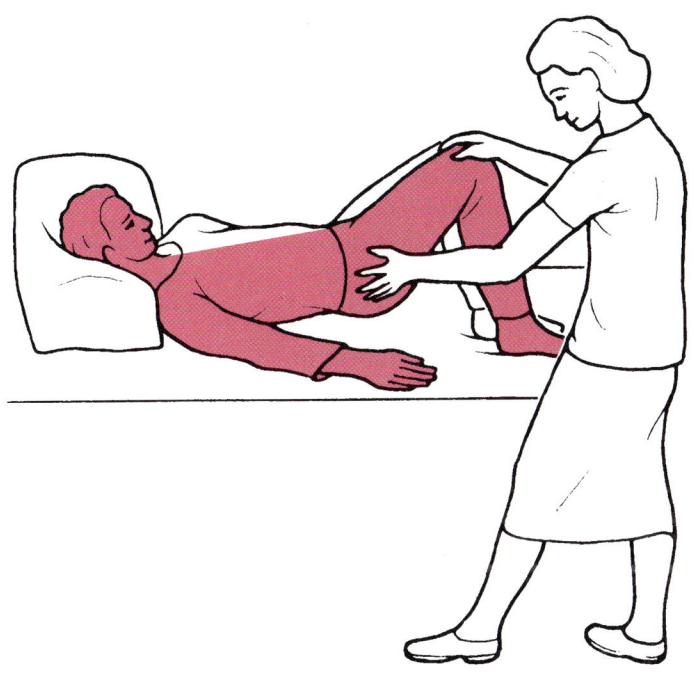

Abbildung 5-1

Passives Drehen im Bett

- Der Patient liegt nahe am Bettrand.
- Die Hände sind gefaltet; die gesunde Hand führt den gelähmten Arm.
- Beide Beine sind gebeugt aufgestellt.
- Die Hilfsperson steht am Bettrand und rollt den Patienten, bis er ganz auf seiner gesunden Seite liegt.
- Die Hilfsperson vollendet die korrekte Lagerung (**Abb. 5-2**).

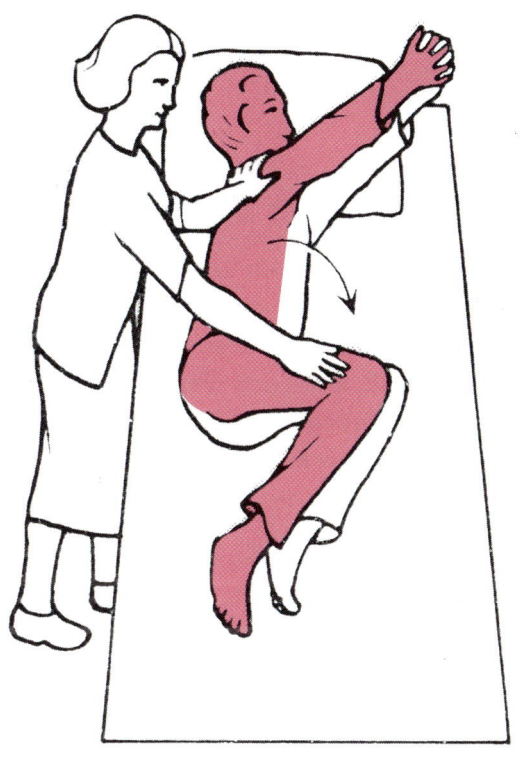

Abbildung 5-2

Aktives Drehen im Bett

Wenn der Patient sich besser bewegen kann, dreht
er sich allein auf seine gelähmte Seite, indem er das
gesunde Bein hochhebt und über das andere führt.
Er muss lernen, dies leicht und ohne Anstrengung zu tun
und ohne sich mit dem gesunden Fuß vom Bett abzu-
stoßen. Die Hilfsperson kann Hilfestellung leisten, indem
sie den betroffenen Arm des Patienten flach auf dem
Bett hält (**Abb. 5-3**).

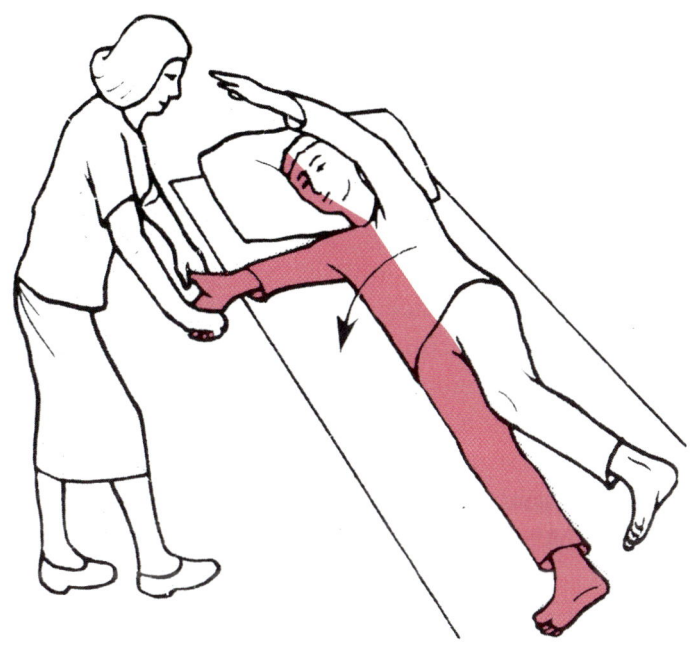

Abbildung 5-3

6 Sitzen im Bett

Für den Patienten ist es viel besser und leichter, außerhalb des Bettes aufrecht in einem Stuhl zu sitzen. Wenn er jedoch im Bett sitzen muss, dann sollte für folgende Sitzhaltung gesorgt werden:

- Das Bett bleibt flach gestellt, damit der Patient nicht in eine halbliegende Stellung kommt.
- Zum Aufsitzen im Bett wird die Kopf-Rumpfstütze des Bettes hochgestellt. Je nach Bedarf legt man ein bis zwei feste Stützkissen hinter seinen Rücken, so dass sein Oberkörper gerade gehalten wird. Der Kopf wird nicht abgestützt, damit der Patient lernt, ihn selbst zu halten und zu kontrollieren.
- Sein Gewicht ist gleichmäßig auf beide Gesäßhälften verteilt (**Abb. 6-1**).
- Ein Bett-Tisch (**Abb. 6-2**) wird vor ihm über das Bett geschoben. Er unterstützt die Arme und hilft ihm aufrecht zu bleiben.

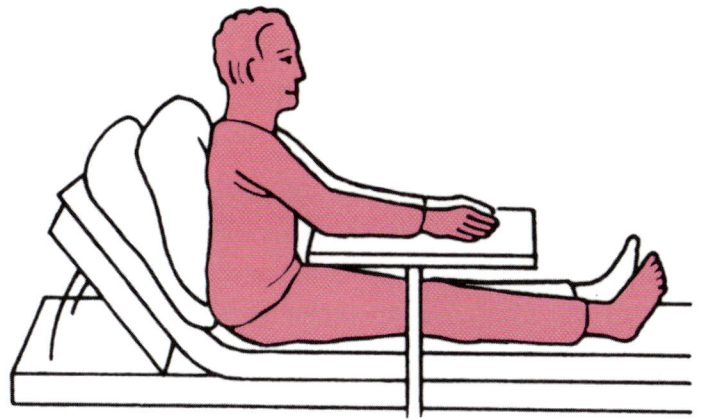

Abbildung 6-1

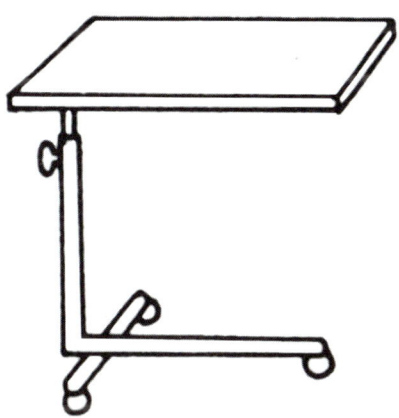

Abbildung 6-2

Vom Liegen zum Sitzen

Der Patient richtet sich **stets über seine gelähmte Seite** vom Liegen zum Sitzen auf. Dadurch wird die Aufmerksamkeit für diese Seite gefördert und die Spastizität durch Dehnung der Muskulatur gehemmt.

- Der Patient wird mit gebeugten Knien auf die betroffene Seite gedreht.
- Die Hand der Hilfsperson geht vorsichtig unter die Achsel der betroffenen Seite bis auf das Schulterblatt, ohne ihm weh zu tun.
- Mit der anderen Hand führt sie die Beine des Patienten über den Bettrand und bringt den Patienten zum Sitzen, indem sie ihr Körpergewicht seitlich verlagert (**Abb. 6-3**).

Ist der Patient fähig, allein oder mit geringer Hilfe aufzusitzen, dann bringt er in Rückenlage sein gelähmtes Bein über die Bettkante und dreht seine Schultern so weit, dass er mit der gesunden Hand über seine Körpermittellinie kommt und sich auf der Matratze aufstützen kann. Gleichzeitig hebt er das gesunde Bein aus dem Bett und setzt sich auf (**Abb. 6-4**).

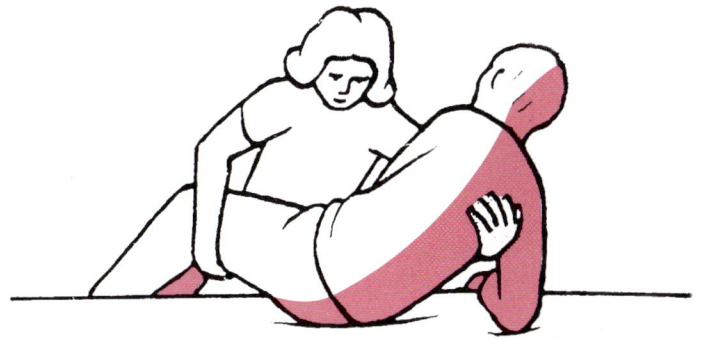

Abbildung 6-3

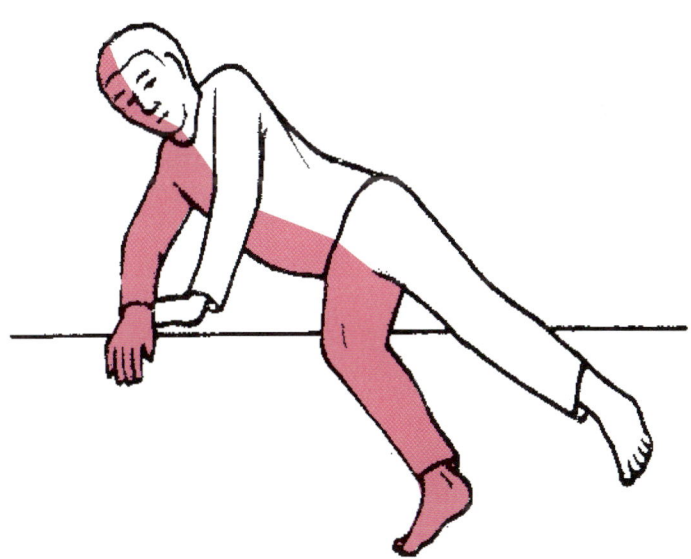

Abbildung 6-4

Damit er seine Füße flach auf den Boden stellen kann, verlagert der Patient sein Gewicht von einer Seite zur anderen und kommt mit einer Art Gehbewegung des Gesäßes nach vorne. Zunächst braucht er für diese Aktivität Hilfe, später sollte er sie selbständig ausführen (**Abb. 6-5**).

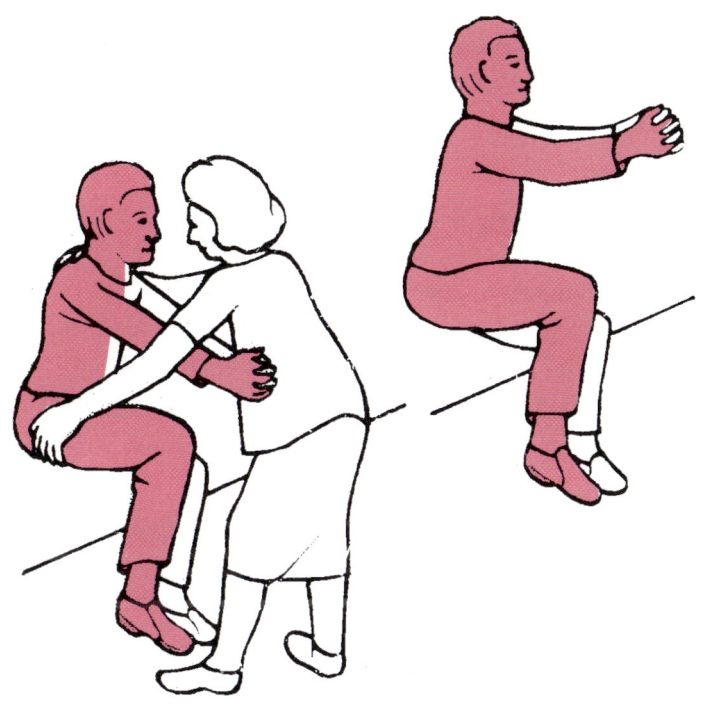

Abbildung 6-5

7 Transfer

Folgendermaßen kann der Patient leicht und sicher vom Bett auf einen Stuhl oder vom Stuhl auf die Toilette kommen:

Transferieren mit viel Hilfe

- Die Hilfsperson steht vor dem Patienten, seine Arme liegen auf ihren gestreckten Armen und ihren Schultern, ihre Hände auf seinen Schulterblättern (**Abb. 7-1**). Seine Hände dürfen nicht um den Hals der Hilfsperson geklammert sein, da er sonst zu stark zieht.
- Die Knie des Patienten werden durch diejenigen der Hilfsperson fixiert.
- Sie zieht ihn soweit nach vorne, bis sich sein Oberkörper über seinen Füßen befindet.
- Sie verlagert ihr Gewicht soweit zurück, bis das Gesäß des Patienten vom Bett abgehoben wird.
- Sie schwenkt den Patienten über seine betroffene Seite herum, ohne dass er zum vollen aufrechten Stehen kommt, und führt sein Gesäß ganz nach hinten in den Stuhl (**Abb. 7-2**).

Ebenso wird der Patient vom Stuhl zurück ins Bett geführt.

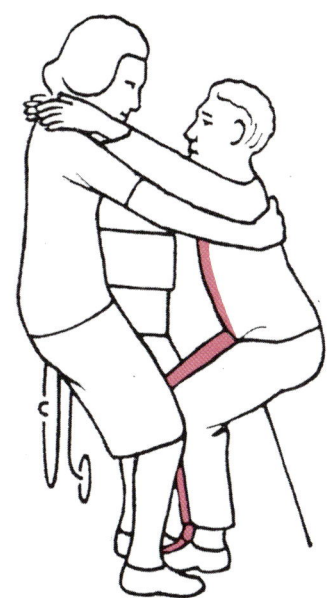
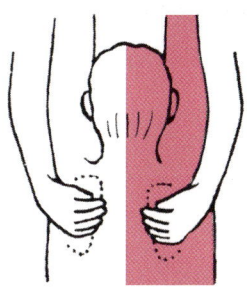

Abbildung 7-1

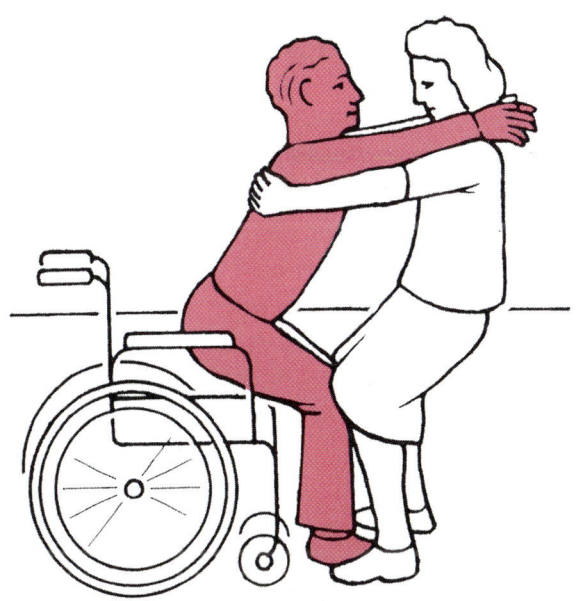

Abbildung 7-2

Transferieren mit weniger Hilfe

Ein Hocker erleichtert dem Patienten, sein Gewicht genügend nach vorn über seine Füße zu bringen.

- Mit gefalteten Händen sich auf den Hocker stützend, hebt der Patient sein Gesäß und schwenkt es auf den Stuhl. Seine Hände bleiben während des gesamten Bewegungsablaufes auf dem Hocker liegen.
- Die Hilfsperson hilft ihm dabei, indem ihre Hände sein Gesäß mit anheben und führen (**Abb. 7-3**).

Transferieren ohne Hilfe

Führt der Patient den Transfer mit dem Hocker vor ihm leicht aus, dann kann dieses Hilfsmittel weggelassen werden. Seine Hände sind gefaltet und werden weit mit dem Oberkörper nach vorn gebracht. Ohne dass er ganz zum Stehen kommt, hebt er sein Gesäß an, schwenkt es über die betroffene Seite und setzt sich auf den Stuhl oder auf die Bettkante (**Abb. 7-4**).

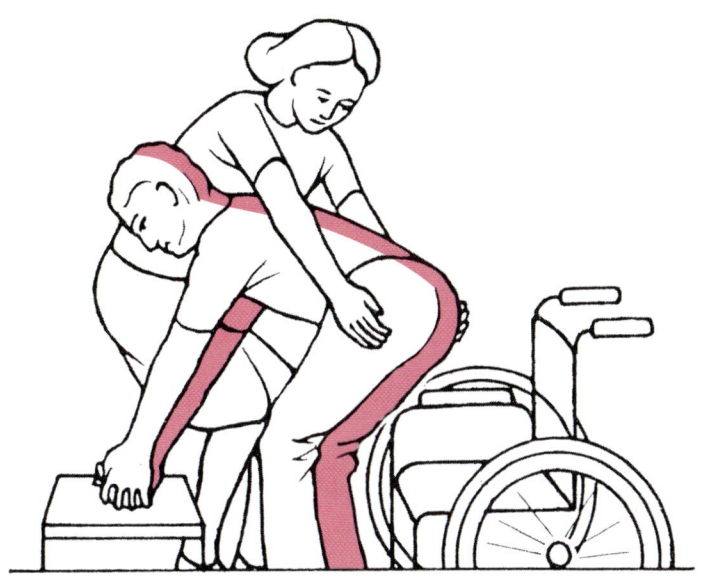

Abbildung 7-3

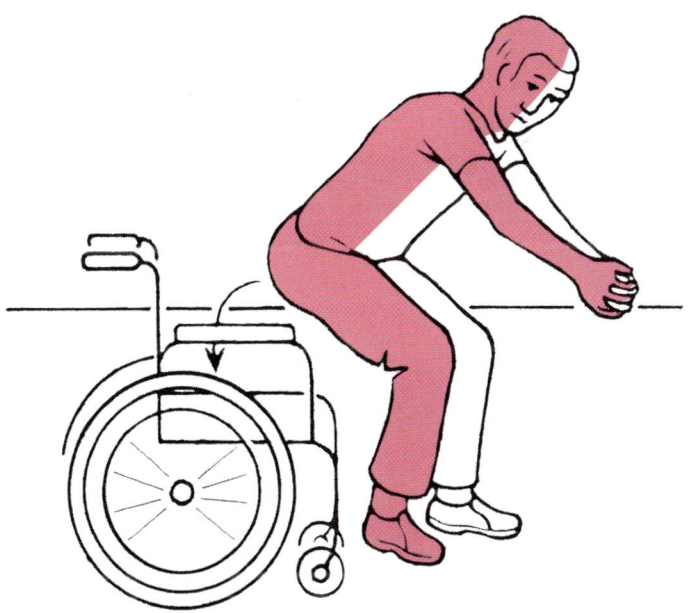

Abbildung 7-4

8 Sitzen und Aufstehen

Haltung im Sitzen

Der Patient sitzt in einem geraden Stuhl mit Armlehnen. Der Stuhl muss so hoch sein, dass Hüft- und Kniegelenke etwa im rechten Winkel gebeugt sind und seine Füße flach auf dem Boden bzw. auf den Fußstützen stehen. Liegen seine Hände auf einem Tisch vor ihm, dann ist seine Körperhaltung symmetrisch und aufrecht (**Abb. 8-1**).

Ein Brett im Rücken als Stütze mit Vorlage des Oberkörpers erleichtert die Streckung in der Wirbelsäule und optimiert die Haltung (**Abb. 8-2**).

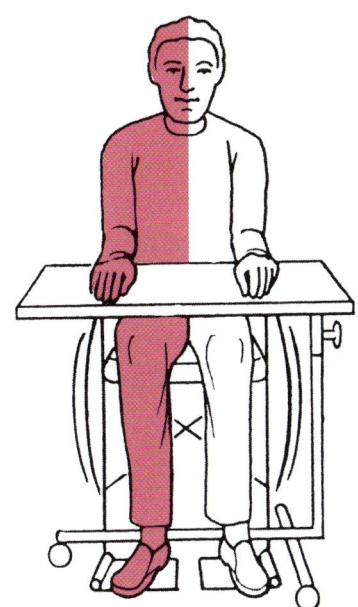

Abbildung 8-1

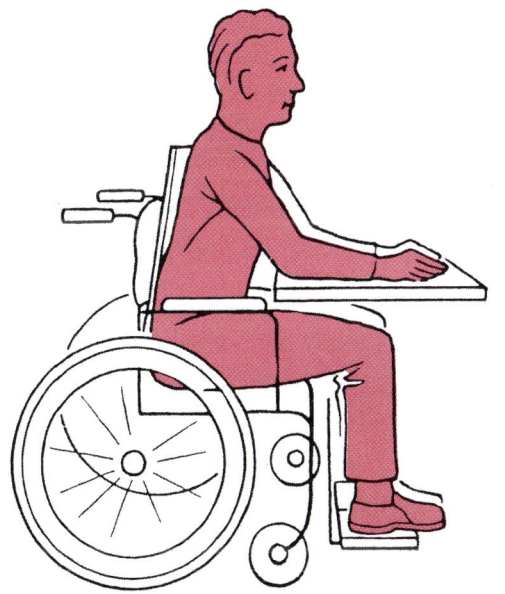

Abbildung 8-2

45

Aufstehen vom Sitzen

Der Patient muss lernen, sicher und leicht aufzustehen, ohne dass das Knie der betroffenen Seite überstreckt wird und der Fuß nach unten stößt. Er muss unbedingt lernen, bei allen Bewegungen das **Überstrecken des Kniegelenks** zu vermeiden, da sein Bein sonst unbeweglich und steif wird.

- Die Hilfsperson steht auf der betroffenen Seite und legt je eine Hand an sein Becken.
- Die Füße des Patienten sollten nebeneinander stehen, oder besser, der gelähmte Fuß steht etwas weiter zurück, also etwas unter dem Stuhl, so dass er beim Aufstehen mehr Körpergewicht tragen muss.
- Der Patient faltet die Hände und führt Arme und Oberkörper so weit nach vorn, dass der Kopf über die Füße kommt.
- Jetzt hebt er sein Gesäß vom Stuhl und steht auf, ohne dass der Fuß nach rückwärts stößt (**Abb. 8-3**).

Sobald der Patient leicht und sicher mit nach vorne verlagertem Gewicht aufstehen kann, versucht er die Arme frei schwingen zu lassen.

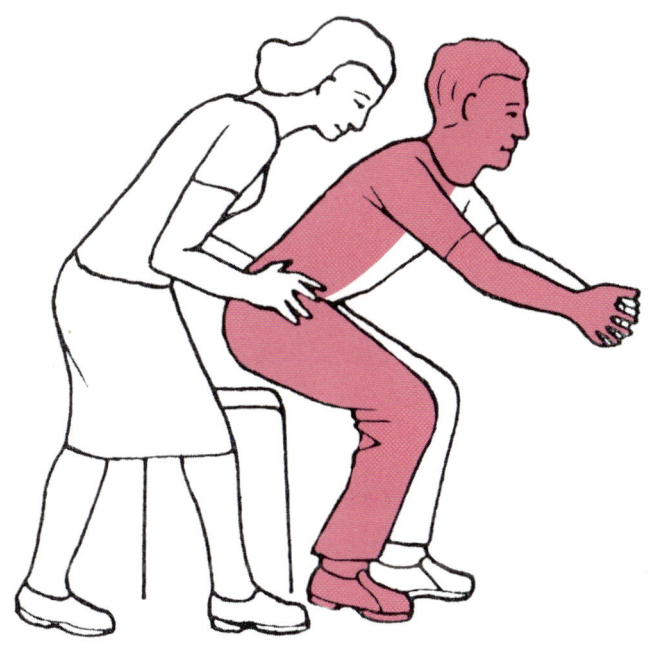

Abbildung 8-3

9 Gehen

Der Patient sollte so früh wie möglich wieder gehen
lernen. Sitzt er zu lange im Rollstuhl und wird gefahren,
dann verstärkt sich seine Steifigkeit, und er wird ängst-
lich, wieder in seiner vollen Höhe zu stehen. Anfangs
geht der Patient mit Unterstützung einer Hilfsperson,
z. B. zur Toilette und zum Tisch zu den Mahlzeiten. Er
trägt normale Schuhe mit flachen Absätzen. Der Patient
kann nur dann wirklich fließend und sicher gehen, wenn
er seinen Rumpf dabei rotiert. Beim Gehen führt die
Hilfsperson mit einer ihrer Hände eine seiner Becken-
hälften nach vorne, jeweils auf der Seite des Beines, das
einen Schritt vorwärts macht. Der Patient erfährt dabei,
wie er mit einer Rotation des Rumpfes gehen sollte.

Gehen mit viel Hilfe

- Die Hilfsperson unterstützt den Patienten mit je einer Hand an beiden Hüften.
- Der Patient macht den ersten Schritt mit dem gesunden Fuß.
- Die Hilfsperson übt mit ihrer Hand Druck nach vorn und unten auf die Hüfte der betroffenen Seite aus, um dem Patienten Stabilität zu geben und die Überstreckung des Knies zu vermeiden.
- Dann führt sie sein Gewicht über das vordere gesunde Bein und hilft ihm, das Knie der betroffenen Seite loszulassen, damit er seinen Fuß leicht nach vorn bringen kann.
- Wieder hilft sie dem Patienten, sein gesamtes Gewicht auf das vordere Bein zu bringen.
- Anfangs übt er das Gehen mit gefalteten Händen, damit seine Arme sich nicht verkrampfen (**Abb. 9-1**).

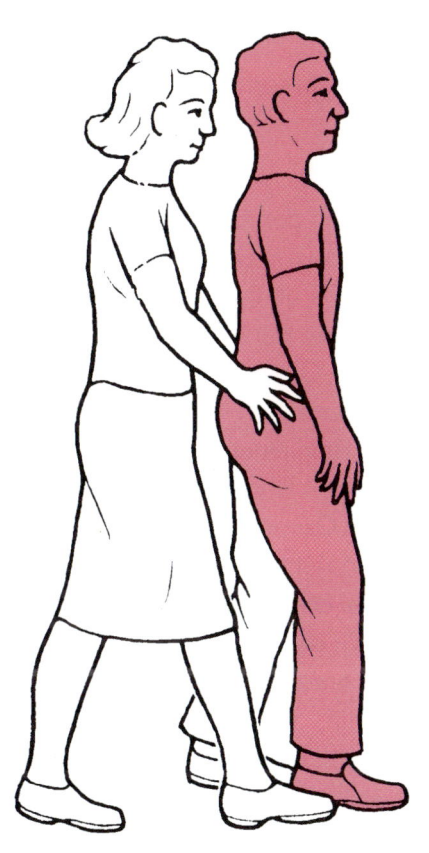

Abbildung 9-1

Gehen mit weniger Hilfe

Kann der Patient seine Hüfte besser kontrollieren, dann unterstützt die Hilfsperson seinen Brustkorb, um ihn zu stabilisieren:

- Sie stellt sich auf die gelähmte Seite und legt eine Hand hinten gegen den Brustkorb des Patienten, etwas unterhalb seiner Schulterblätter, und ihre andere Hand vorne über die unteren Rippen.
- Sie drückt mit ihren Händen fest auf seinen Brustkorb und verlagert das Gewicht des Patienten über das gelähmte Bein nach vorn, so dass er dann leicht mit dem gesunden Bein einen Schritt machen kann.
- Wenn sein Fuß den Boden erreicht, verlagert die Hilfsperson sein Gewicht wieder nach vorne, um den nächsten Schritt mit dem betroffenen Bein zu ermöglichen. Da die Hilfsperson kontinuierlich den Rumpf nach vorn bewegt, schwingt der Fuß leicht durch und die Ferse setzt zu einem fast normal langen Schritt auf.
- Da die Hilfsperson nicht den Arm oder die Hand des Patienten festhält, können seine Arme frei schwingen, sobald er genügend schnell geht und sein Rumpf zu rotieren anfängt.

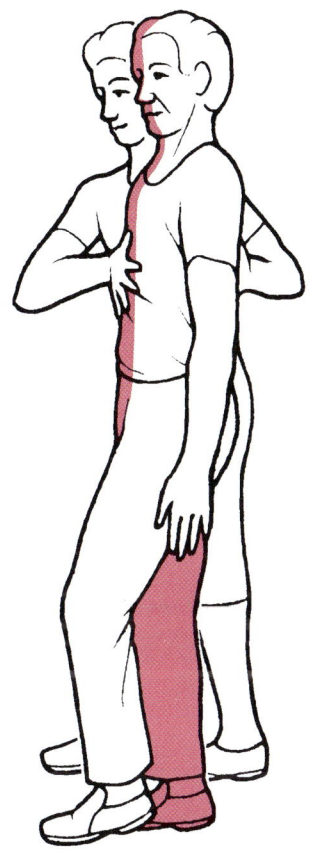

Abbildung 9-2

10 Aktivitäten, die den gelähmten Arm schmerzfrei und beweglich erhalten

Bei Patienten mit Hemiplegie besteht eine starke Tendenz, dass der gelähmte Arm in Beugestellung steif und spastisch und die Schulter schmerzhaft wird. Werden die folgenden Aktivitäten von Anbeginn regelmäßig ausgeführt, dann bleibt die Schulter schmerzfrei, und die Spastizität wird reduziert. Ist der Arm bereits steif und schmerzhaft, dann helfen diese Aktivitäten das Problem zu überwinden.

Durch die Hilfsperson ausgeführte mobilisierende Bewegungen

Der Patient liegt auf dem Rücken, sein gelähmtes Bein ist in Beugung aufgestellt und über das gesunde Bein gelehnt. Dadurch wird die Spastizität der betroffenen Seite vermindert. Die Hilfsperson hebt den Arm des Patienten vorsichtig nach vorn hoch und soweit wie möglich über seinen Kopf (**Abb. 10-1**). Dann öffnet sie seine Hand, und zwar so weit, dass alle Finger voll gestreckt sind und der Daumen abgespreizt ist (**Abb. 10-2**). Dabei sollte **kein Schmerz** ausgelöst werden.

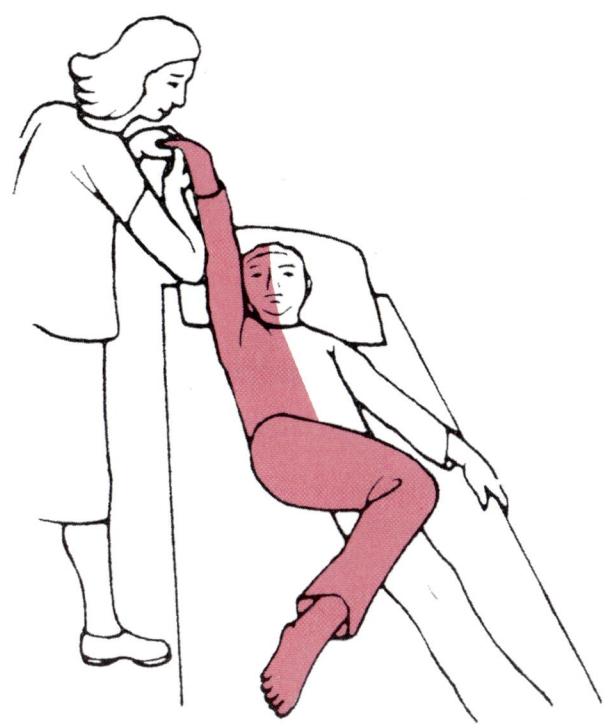

Abbildung 10-1

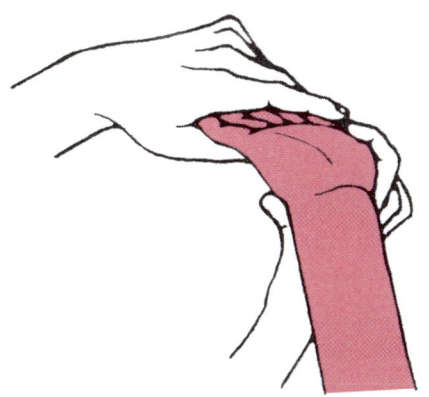

Abbildung 10-2

Durch den Patienten selbst ausgeführte Bewegungen

- Er faltet seine Hände so, dass der Daumen der betroffenen Seite obenauf und die Handballen fest aneinander liegen (**Abb. 10-3**).
- Er führt seine Hände nach vorn, bis die Ellbogen ganz gestreckt sind.
- Er hebt die gefalteten Hände wiederholt so hoch wie möglich über seinen Kopf (**Abb. 10-4**).
- Er führt diese Aktivität im Bett und auch im Sitzen täglich oftmals aus (**Abb. 10-5**).

Seinen Arm selbst zu bewegen ist für den Patienten viel besser als ihn in einer Armschlinge zu tragen, die Spastizität und Steifigkeit nur begünstigen würden.

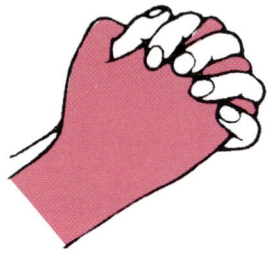

Abbildung 10-3

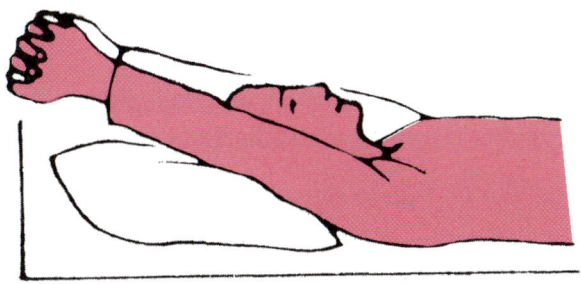

Abbildung 10-4

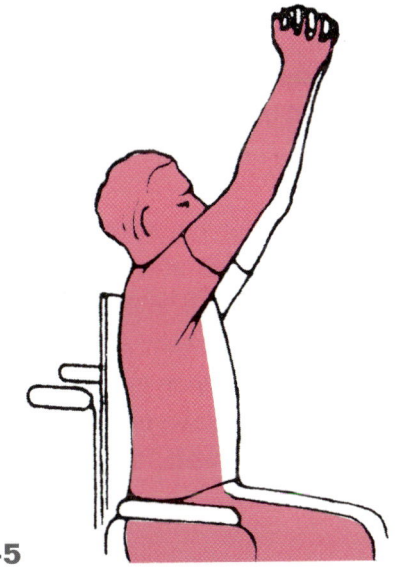

Abbildung 10-5

11 Stimulation der wiederkehrenden Arm- und Handfunktionen

Die folgenden Selbstaktivitäten des Patienten fördern wiederkehrende Arm- und Handfunktionen:

- Die gefalteten Hände werden gedreht, auf einen Tisch mit gestreckten Fingern gestützt, das Gewicht wird über die Hände nach vorn gebracht oder auch von einer Seite zur anderen verlagert. Arme und Hände bleiben gestreckt (**Abb. 11-1**).
- Kommen aktive Bewegungen in Arm und Hand zurück, dann kann er, korrekt am Tisch sitzend, versuchen, seine Hand beim Essen mit einzubeziehen. Am leichtesten ist es für ihn, zunächst Brotstücke, Obst oder kleine Kuchenstücke zum Mund zu führen (**Abb. 11-2**).
- Schwierig ist es für ihn, seinen Ellbogen gestreckt zu halten, während er etwas in die Hand nimmt. Die Übung mit einem Stab ist dabei hilfreich: Er wird mit beiden Händen senkrecht und/oder waagerecht hochgehoben, und die Hände machen kleine Schritte nach oben/unten oder seitwärts. Der Ellbogen muss dabei gestreckt bleiben (**Abb. 11-3**).

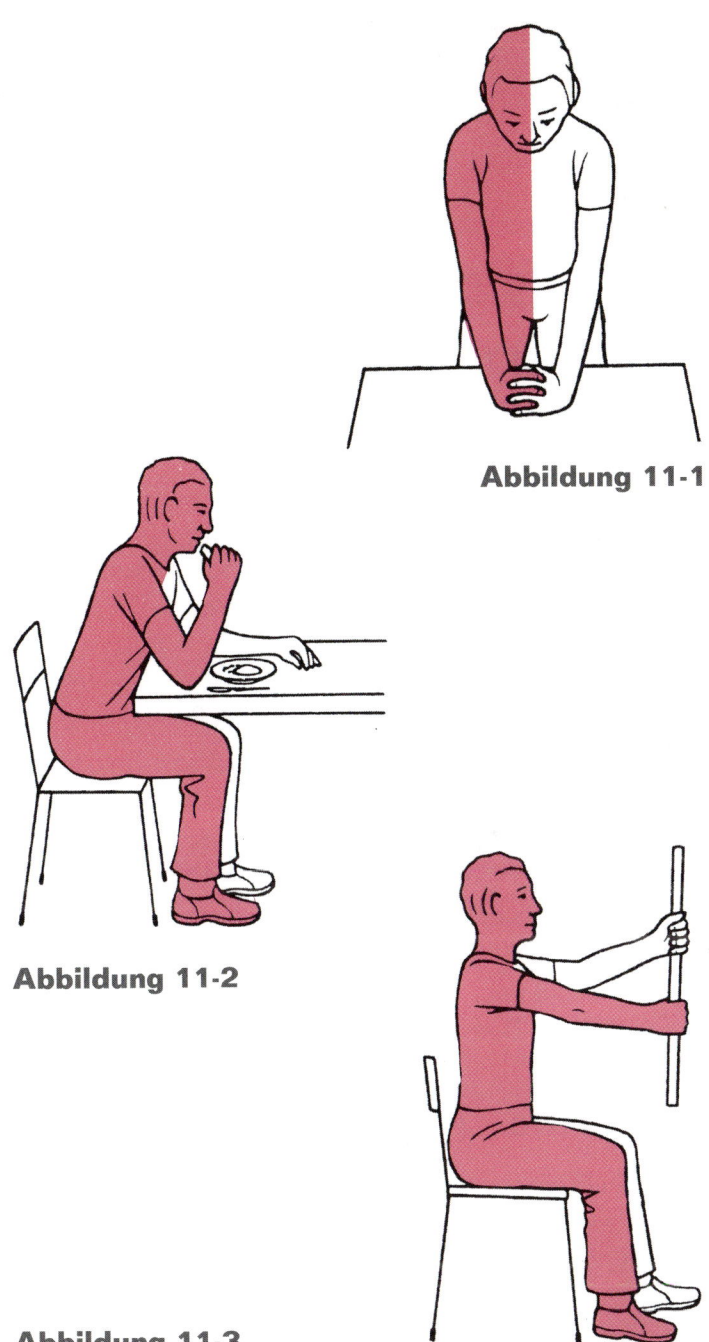

Abbildung 11-1

Abbildung 11-2

Abbildung 11-3

12 Aktivitäten, die das gelähmte Bein schmerzfrei und beweglich erhalten

Die beiden folgenden Aktivitäten verhindern, dass das Bein des Patienten in Streckung steif wird:

Mit Hilfe

- Der Patient liegt auf dem Rücken, und sein Bein hängt entspannt mit gebeugtem Knie über der Bettkante.
- Die Hilfsperson hält Fuß und Zehen des Patienten hoch und führt sein Knie langsam und sanft in mehr Beugung, bis er nicht mehr in Streckung stößt (**Abb. 12-1**).
- Der Patient hebt dann mit ihrer Hilfe das Bein wieder gebeugt ins Bett zurück.

Ohne Hilfe

- Im Stuhl sitzend, mit seinen Füßen fest auf dem Boden und zusammengedrückten Knien, führt der Patient seine gefalteten Hände hinunter bis zu den Füßen (**Abb. 12-2**).

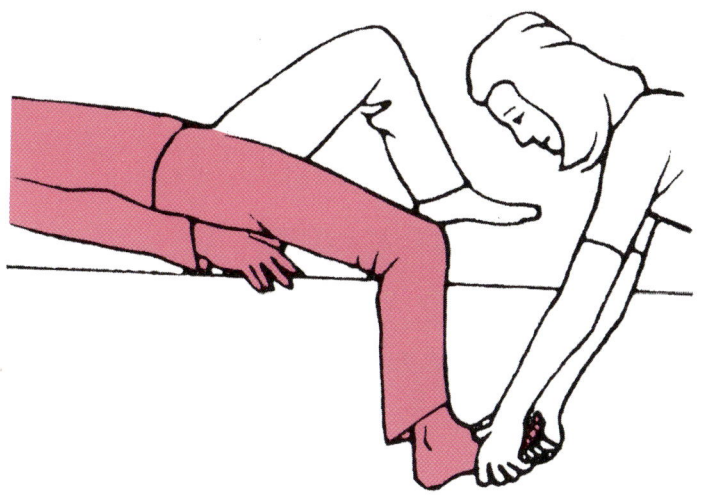

Abbildung 12-1

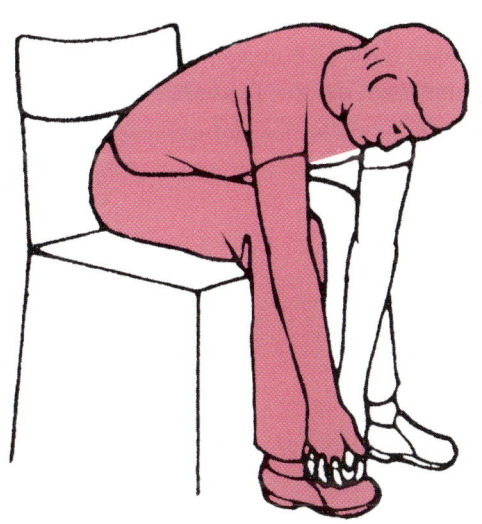

Abbildung 12-2

13 Aktivitäten im Alltag

Der Zustand des Patienten kann durch die Art, wie er die Aktivitäten seines täglichen Lebens ausführt, wesentlich verbessert werden, z. B.:

Waschen

Der Patient sitzt während des Waschens auf einem normalen Stuhl vor dem Waschbecken.

Sein gelähmter Arm liegt in seinem Gesichtsfeld in dem Waschbecken. Der Schultergürtel zieht dann nicht herunter und nach hinten. Dadurch wird dem Patienten die Körperpflege unter der Achsel und auf der gesamten betroffenen Körperseite erleichtert (**Abb. 13-1**).

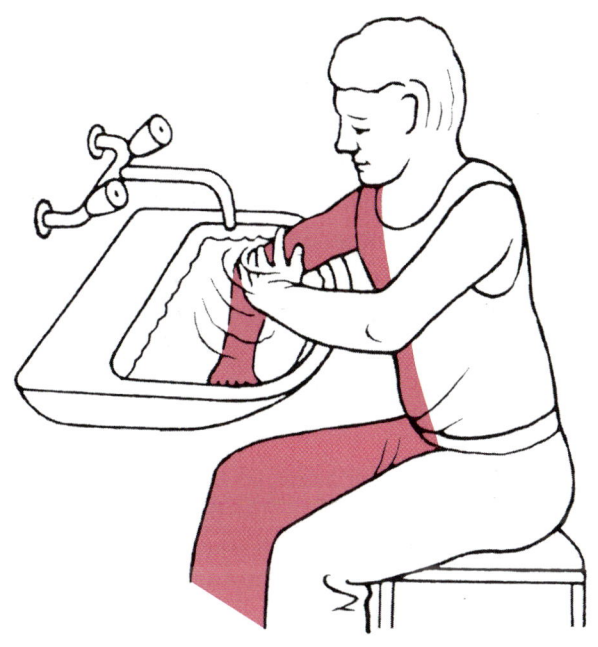

Abbildung 13-1

Essen

Beim Essen sitzt der Patient auf einem normalen Stuhl, sein Oberkörper ist etwas nach vorn geneigt, und sein gelähmter Arm liegt locker gestreckt auf dem Tisch (**Abb. 13-2**). Der Patient hat oftmals Schwierigkeiten mit Essen und Schlucken, weil die Lähmung auch Hals, Gesicht und Zunge einbezieht. **Aufrechtes korrektes Sitzen am Tisch erleichtert das Essen und Schlucken** und vermeidet, dass eine Körperseite nach unten zieht. Der Patient sollte versuchen, auch auf der betroffenen Seite seines Mundes zu kauen, damit er nicht nur einseitig Gesicht und Mund bewegt.

Haushalt

Bei Arbeiten im Haushalt sollte so oft wie möglich der gelähmte Arm mit einbezogen werden:

- mit gefalteten Händen, z. B. ein Staubtuch halten und wischen
- als Hilfsmittel, z. B. kann beim Abwaschen die gelähmte Hand auch mit in das Wasser tauchen und bekommt so Stimulation durch Berührung mit Teller und Tassen (**Abb. 13-3**).

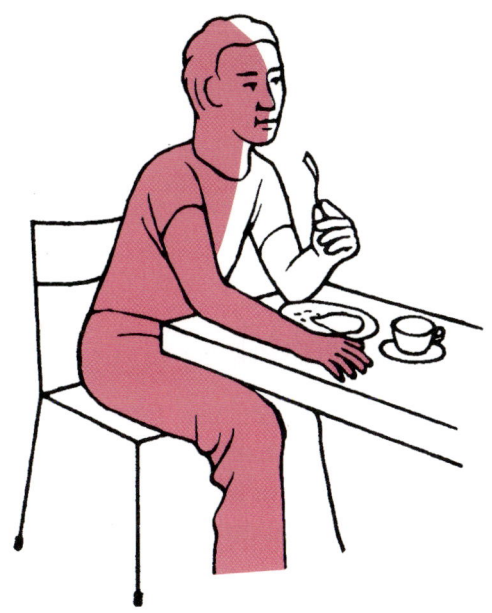

Abbildung 13-2

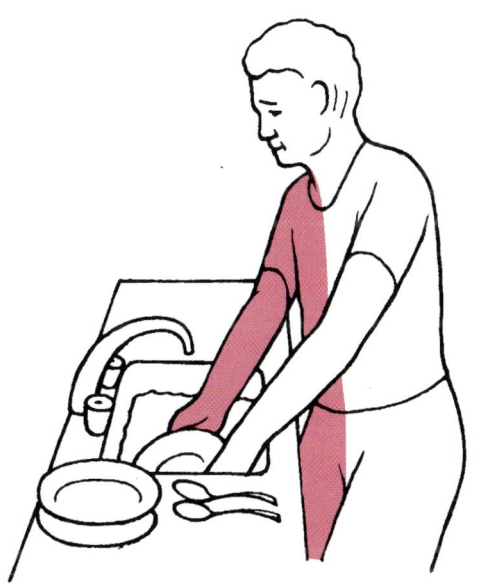

Abbildung 13-3

An- und Auskleiden

Man zieht sich täglich an und aus. Für den Patienten mit Hemiplegie ist es deshalb wichtig, dies in korrekter und therapeutischer Weise auszuführen. Zum Beispiel beim Anlegen von Strümpfen und Schuhen:

- Ein Bein wird über das andere geschlagen.
- Der gelähmte Arm bleibt vom Schultergürtel aus nach vorn gestreckt und kommt dadurch nicht in das spastische Beugemuster (**Abb. 13-4**).

Wenn er sein gelähmtes Bein noch nicht aktiv heben und über das andere schlagen kann, dann führt der Patient es mit gefalteten Händen. Dadurch vermeidet er das Zurückziehen seiner betroffenen Seite und stimuliert gleichzeitig den betroffenen Arm und die Hand (**Abb. 13-5**).

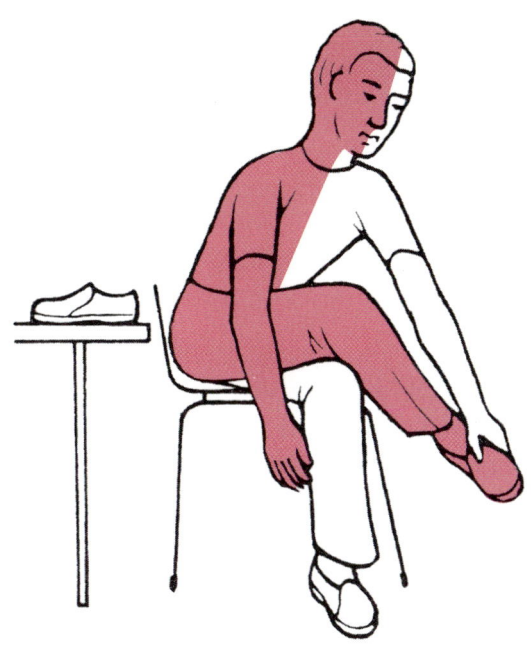

Abbildung 13-4

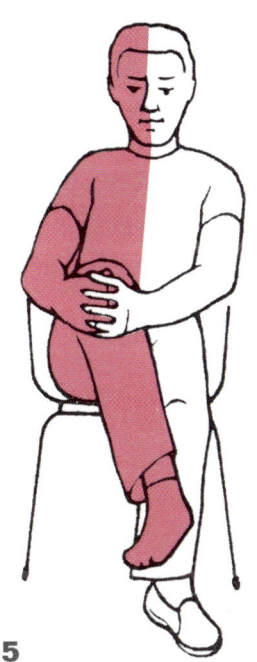

Abbildung 13-5

Will der Patient Schnürschuhe tragen, dann kann er lernen, diese mit einer Hand zu binden (**Abb. 13-6**). Es ist jedoch einfacher, Schuhe mit Klettverschluss oder eine Art Mokassin mit festem Sitz zu tragen, um so das mühsame Binden mit einer Hand zu vermeiden (**Abb. 13-7**).

Hat der Patient bei Anziehen von Hose oder Rock noch Schwierigkeiten mit seinem Gleichgewicht, dann hilft es ihm, wenn ein Tisch oder Bett vor ihm steht.

- Seine gefalteten vorgestreckten Hände unterstützen ihn beim Aufstehen.
- Dann löst er die Hände, zieht mit der gesunden Hand die Hose hoch (**Abb. 13-8**).
- Er setzt sich wieder und macht die Hose zu.

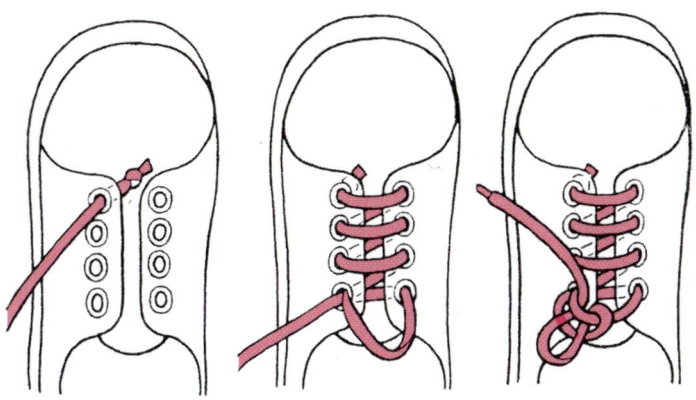

Abbildung 13-6

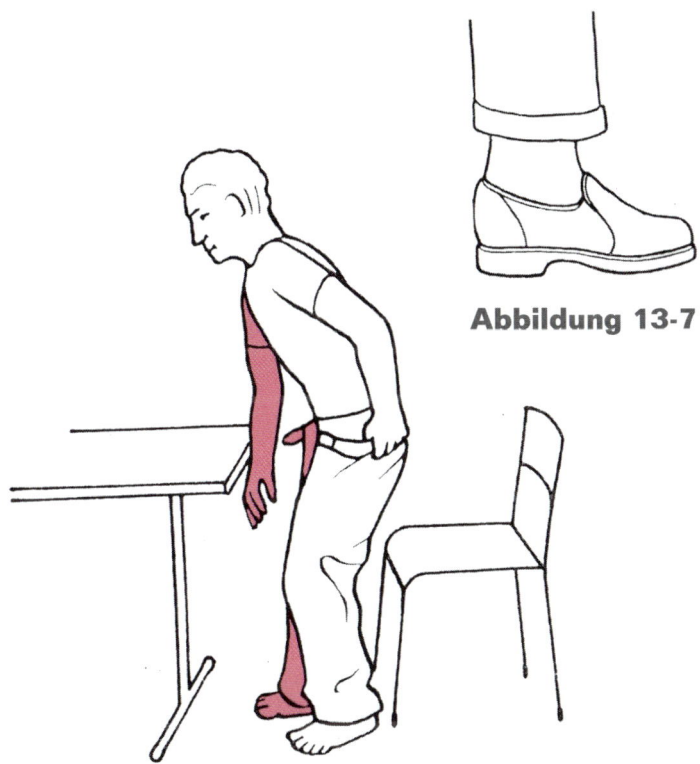

Abbildung 13-7

Abbildung 13-8

14 Hilfe für Patienten mit Sprach-störungen

Jeder, der mit einem Patienten mit Sprachstörung Kontakt hat, sollte sich ihm gegenüber prinzipiell wie vor der Erkrankung verhalten. Der Patient bleibt trotz Hirnschaden natürlich ein erwachsener Mensch. Die Umwelt sollte genügend Zeit für ihn haben. Wenn Personen mit ihm reden, dann ist es wichtig, dass sie sich ihm voll zuwenden, seine Aufmerksamkeit (z. B. durch Berührung seiner Hand) auf sich ziehen und langsam, deutlich und in kurzen Sätzen sprechen. Mimik und Gestik beim Sprechen können für das Verstehen der Mitteilung eine gute Unterstützung sein, ebenso die Bereitschaft, das Gesagte geduldig zu wiederholen. Wenn der Patient nur mit Ja oder Nein antworten kann, dann sollten ihm auch Fragen gestellt werden, die er mit «Ja» oder «Nein» beantworten kann:

Richtig:

- Haben Sie Hunger?
- (Antwort abwarten)
- Möchten Sie essen?)
- (Antwort abwarten)

- (Möchten Sie Musik hören?
- (Antwort abwarten)

Falsch:

- Haben Sie Hunger, möchten Sie essen oder lieber Musik hören?

Der Patient sollte zum Sprechen ermutigt werden, wenn er etwas sagen möchte, aber die Kontaktperson sollte ihn nicht dazu auffordern. Sie hört ihm nur gut zu und zeigt sich nicht belustigt, vorwurfsvoll oder schockiert, wenn er etwas Unangemessenes (z. B., was häufig vorkommt, Du statt Sie) oder etwas anderes sagt, als er eigentlich sagen möchte.

Spiele jeder Art (z. B. Karten), Teilnahme am Tagesgeschehen (Vorlesen aus der Zeitung, Radio, Fernsehen), Kino, Theater und Ausflüge können ihn seinen Interessen gemäß am Leben beteiligen. Nie sollten ihm Schul- oder Kinderbücher angeboten werden.

Wenn der Patient den Wunsch hat zu schreiben und es möglich ist, sollte er es versuchen, aber nie dazu gezwungen werden. Wenn er mit der rechten Hand nicht schreiben kann, dann sollte er dies mit der linken Hand üben. Ein Setzkasten oder eine Schreibmaschine dürfen ihm in der Frühphase der Aphasie nicht angeboten werden. Dies soll erst erfolgen, nachdem der Patient entweder mit der rechten oder mit der linken Hand wieder schreiben gelernt hat.

Weiterführende Literatur

Als Ergänzung zu unserem Merkblatt empfehlen wir folgende Literatur:

- Bobath, Berta: Die Hemiplegie Erwachsener. Befundaufnahme, Beurteilung und Behandlung. Thieme, Stuttgart, 6. Aufl. 1998.
- Davies, Patricia M.: Hemiplegie. Ein umfassendes Behandlungskonzept für Patienten nach Schlaganfall und anderen Hirnschädigungen. Springer, Berlin u. a., 2., überarb. u. erw. Aufl. 2002.
- Davies, Patricia M.: Im Mittelpunkt. Selektive Rumpfaktivität in der Behandlung der Hemiplegie. Springer, Berlin u. a. 1991.
- Davies, Patricia M.: Wieder Aufstehen. Frühbehandlung und Rehabilitation bei Patienten mit schweren Hirnschädigungen. Springer, Berlin u. a. 1995.
- Eggers, Ortrud: Ergotherapie bei Hemiplegie. Konzepte zur Behandlung von Funktionsstörungen erwachsener Hemiplegiker. Springer, Berlin u. a., 2., neubearb. Aufl., Nachdr. 1997.
- Geisseler, Trudi: Halbseitenlähmung. Hilfe zur Selbsthilfe. Springer, Berlin u. a., 3., überarb. Aufl. 1997.

Hilfsmittel

Spezielle Apparate und zusätzliche Hilfsmittel sind für die allermeisten Patienten nicht notwendig. Vereinzelt kommt die Anpassung orthopädischer Behelfe, wie z. B. eines Unterschenkelapparates, einer Schiene oder besonderer hoher Schuhe – oft nur zu vorübergehendem Gebrauch – zur rascheren Wiederherstellung einer sicheren Gehfähigkeit in Frage. Als Beispiel seien hier nur die so genannte Valenser Schiene und der Valenser Schuh (Bally AG) erwähnt. Die Verordnung und Herstellung sollte nur unter Beratung durch ein auf diesem Gebiet und in der Rehabilitation hemiplegischer Patienten wirklich erfahrenes Team von Arzt, Physiotherapeut und Orthopädie-Techniker erfolgen. Manchmal sind zur Wiederherstellung der Unabhängigkeit beim An- und Auskleiden und bei der täglichen Toilette einfache ergotherapeutische Hilfsmittel notwendig. Zur Erleichterung des täglichen Lebens können den Patienten auch individuell angepasste Hilfsmittel angeboten werden. Sehr nützlich ist z. B. eine Nagelbürste, die mit Saugnäpfen auf der Unterlage befestigt wird. Diese ermöglicht das Nagelbürsten mit einer Hand und kann auch benutzt werden, um eine Zahnprothese zu reinigen. Der Patient kann auch die Nägel der gelähmten Hand bürsten, indem er sie mit der gesunden Hand festhält und entsprechend bewegt.

Ergotherapeuten in Krankenhäusern, Rehabilitations-
zentrum oder in ambulanten ergotherapeutischen
Einrichtungen, wie sie in der Schweiz an verschiedenen
Orten vom Schweizerischen Roten Kreuz betrieben
werden, stellen sich für eine entsprechende Beratung
und Heimabklärung zur Verfügung.

Adressen

Schweiz

ErgotherapeutInnen-Verband Schweiz (EVS)
Stauffacherstraße 96
8026 Zürich
Tel. 01 242 54 64
Fax 01 291 54 40
www.ergotherapie.ch

Deutschland

Deutscher Verband der Ergotherapeuten e. V. (DVE)
Verband der Ergotherapeuten e. V.
Postfach 22 08
76303 Karlsbad
Tel. 07248 91810
Fax 07248 918171
www.ergotherapie-dve.de

Österreich

Verband der Diplomierten ErgotherapeutInnen Österreichs
Sperrgasse 8–10
1150 Wien
Tel. 01 895 54 76
Fax 01 897 43 58
www.ergotherapie.at

Nancy L. Mace / Peter V. Rabins

Der 36-Stunden-Tag

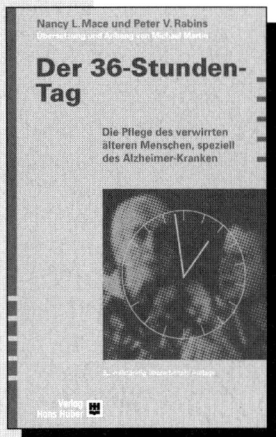

Die Pflege des verwirrten älteren
Menschen, speziell des Alzheimer-
Kranken

Übersetzung und Anhang von
Michael Martin.

5., vollst. überarb., erw. u. akt. Aufl.
mit Adressteil.
2001. 375 S., Kt € 26.95 / CHF 44.80
(ISBN 3-456-83486-1)

Dieser inzwischen weit verbreitete Alzheimer-
Ratgeber wurde speziell für die Angehörigen und
Pflegenden geschrieben. Ihr Tag ist mehr als ausgefüllt
mit der Betreuung und Überwachung der Kranken.
Die fünfte deutsche Auflage wurde an die neueste
amerikanische Ausgabe angepasst, und der Anhang
für deutsche Leser wurde erneut aktualisiert.

Verlag Hans Huber
Bern Göttingen Toronto Seattle

http://Verlag.HansHuber.com